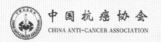

中国抗癌协会
CHINA ANTI-CANCER ASSOCIATION

胸腺肿瘤

中国肿瘤整合诊治指南（CACA）

CACA GUIDELINES FOR HOLISTIC INTEGRATIVE MANAGEMENT OF CANCER

2022

丛书主编 ◎ 樊代明

主　　编 ◎ 方文涛

U0244938

天津出版传媒集团
天津科学技术出版社

图书在版编目(CIP)数据

中国肿瘤整合诊治指南.胸腺肿瘤.2022 / 樊代明
丛书主编;方文涛主编. -- 天津:天津科学技术出版
社,2022.6

ISBN 978-7-5742-0117-0

Ⅰ.①中… Ⅱ.①樊… ②方… Ⅲ.①胸腺—肿瘤—
诊疗—指南 Ⅳ.①R73-62

中国版本图书馆CIP数据核字(2022)第104143号

中国肿瘤整合诊治指南.胸腺肿瘤.2022
ZHONGGUO ZHONGLIU ZHENGHE ZHENZHI ZHINAN.
XIONGXIAN ZHONGLIU.2022

策划编辑:方 艳

责任编辑:李 彬

责任印制:兰 毅

出 版:天津出版传媒集团
天津科学技术出版社

地 址:天津市西康路35号

邮 编:300051

电 话:(022)23332390

网 址:www.tjkjcbs.com.cn

发 行:新华书店经销

印 刷:天津中图印刷科技有限公司

开本 787×1092 1/32 印张2 字数36 000

2022年6月第1版第1次印刷

定价:28.00元

丛书主编

樊代明

主　编

方文涛

副主编

毛伟敏　陈　椿　陈　岗　陈克能　傅剑华

韩泳涛　于振涛　王　洁

编　委（姓氏笔画排序）

丁建勇　于　珺　马建群　王　允　王明松

王　勐　王常禄　韦　兵　叶敏华　任　哲

刘宏旭　孙　伟　朱　蕾　许　宁　许　林

邢文群　吴开良　吴庆琛　张仁泉　张　昊

张　康　张　敏　张　铭　张　鹏　李剑锋

李　标　李高峰　杨长刚　沈　艳　谷志涛

陈和忠　陈跃军　冼　磊　周勇安　周海榆

周鑫明	范军强	茅乃权	茅 腾	郑国平
郑 敏	柯 立	赵怡卓	赵晓东	徐 全
郭占林	郭石平	高禹舜	崔有斌	章雪飞
傅小龙	喻本桐	赖繁彩	廖永德	魏煜程

目录

第一章

前言

胸腺上皮源性肿瘤（Thymic Epithelial Tumor，TET）是胸部实体肿瘤中相对罕见的一个类型，国内发病率约3.93/100万。目前认为所有TET均具有恶性潜能，即使A型胸腺瘤（Thymoma，TM）也可出现远处转移。而早期TET完全切除后亦可能复发。另一方面，TET是一种相对惰性的肿瘤，患者在疾病进展或复发后仍有可能长期生存，极难开展大规模的前瞻性随机研究以获得高质量证据来指导临床实践。因此，TET的诊治尚存在诸多争议，诊疗模式长期停滞于经验层面，现行的NCCN指南也是以专家意见为基础。近年来全球及区域性合作围绕这些问题进行的临床研究获得了较好的结果，其中，中国的数据和研究做出不少贡献。

中国胸腺肿瘤研究协作组（ChART）于2011年开始筹建，2012年正式成立，拥有18家成员单位，致力于发挥中国特色的TET的各项研究。其中，成立之初建立的数据库为研究工作打下了坚实的基础。回顾性数据库录入了1993-2019年的TET数据，截至2020年11月，已有5253条病例信息。为进一步加深对纵隔疾病的研究，前瞻性数据库于2017年建成上线，内容涵盖TET在内的纵隔肿瘤（不限于手术病例），截至2021年2月，累计录入1845例病例信息。目前，基于回顾性和前瞻性数据库所发表的国内外文章超40篇。

本指南编写过程中参考现有文献证据和NCCN/ESMO指南，并结合问卷调查和专委会成员讨论结果，最终形成了中国抗癌协会胸腺肿瘤诊治指南。

第二章

流行病学

第一节　纵隔占位常见类型

纵隔占位可能是肿瘤[如 TM、胸腺癌（Thymic Carcinoma，TC）、胸腺神经内分泌肿瘤（Neuroendocrine Thymic Tumor，NETT）、恶性淋巴瘤、生殖细胞肿瘤、胸腺脂肪瘤、胸外转移瘤等]或非肿瘤性疾病（如胸内甲状腺肿、胸腺囊肿、主动脉瘤）。许多纵隔占位呈良性，尤其是发生于无症状者中的；然而，有症状者所患的往往是恶性纵隔病变。所有纵隔占位的患者均应接受评估，以便在治疗前确定肿块类型及病变范围。治疗前，TET 与其他疾病（如肺转移瘤、淋巴瘤、甲状腺肿、生殖细胞肿瘤）的鉴别很重要，因为这些疾病的治疗方法不同。大多数纵隔肿块为来自原发性肺癌（如非小细胞肺癌）的转移灶。不过，前纵隔内约50%的原发肿瘤为TM。

TM 常常起病缓慢，而淋巴瘤或生殖细胞肿瘤的症状则发生迅速。淋巴瘤典型的表现为全身性疾病，但也可表现为原发性前纵隔病灶（如结节硬化型霍奇金淋巴瘤、非霍奇金淋巴瘤[弥漫性大B细胞淋巴瘤和急性淋巴母细胞性淋巴瘤]）；患者通常有淋巴结病变，并伴有血清乳酸脱氢酶升高。性腺外生殖细胞肿瘤是罕见肿瘤，也可发生于纵隔内。

第二节　胸腺上皮源性肿瘤的流行病学特征

TET起源于胸腺，包括TM、TC和NETT。

以往认为TET是一种罕见肿瘤，根据SEER（Surveillance, Epidemiology, and End Results）数据库统计，发病率为0.30/10万。但近年来随着胸部CT肺癌筛查的普及，体检发现的TET大大增加，检出率可能超过以往认知的100倍。

TM通常发生于40岁至70岁的患者；儿童或青少年罕见。TM的病因不明；饮酒、吸烟和电离辐射似乎并非TM的风险因素。非裔美国人以及亚太岛屿居民中TM发病率较高，提示可能存在遗传因素。一些患者没有症状，但有些可有胸痛、咳嗽或呼吸困难。30%~50%的TM患者合并重症肌无力，其次有单纯红细胞再生障碍性贫血、低丙种球蛋白血症、皮肌炎等。提示重症肌无力的症状包括眼睑下垂、复视、流涎、上楼困难、声嘶和/或呼吸困难。在任何手术操作前，所有疑似存在肌无力者，建议测定血清抗乙酰胆碱受体抗体水平以确定是否患有重症肌无力，进而避免围术期发生呼吸衰竭。如合并重症肌无力，建议手术前接受神经内科医师的评估和治疗。

TC是罕见的侵袭性肿瘤，常有区域淋巴结和胸外转移；因此，预后比TM差。TC的生存率根据分期（Ⅰ-Ⅱ期：91%；Ⅲ-Ⅳ期：31%）和可切除性（包括切除的彻底性）的不同而存在差异。由于组织学形态、免疫组化和基因特征不同，可与TM相鉴别。但是，TC应与胸腺外肿瘤的胸腺转移病灶相区别，二者有类似的组织学表现，但某些免疫组化指标可用于鉴别诊断。TC常导致心包和胸腔积液。

需要重点注意的是，TC的临床病程与TM不同。前者患者中副瘤综合征（包括重症肌无力）非常罕见。如果重症肌无力诊断成立，则应重新评估TC的病理诊断；患者实际上可能患的是TM。

NETT的发病率为0.18/百万，是比TM和TC更罕见的TET的亚型，在TET中占2%~5%。根据SEER数据库报道的平均年龄为55岁，男性更多见。文献报道约有25%胸腺类癌患者有多发性神经内分泌肿瘤1型（MEN1）家族史，17%~30%成人合并有副瘤综合征（例如库欣综合征）。NETT恶性程度较高，比TC更容易出现淋巴结和远处转移。

— 第三章 —

纵隔占位的预防与筛查

目前尚无数据表明有预防纵隔占位形成的措施。

尚无数据表明低剂量 CT 筛查能改善 TM 与 TC 患者的预后，考虑到 TET 发病率低，目前不推荐使用低剂量 CT 筛查 TET。然而，对于诊断有重症肌无力等自身免疫性疾病的患者，可通过胸部 CT 针对性筛查有无 TET。

对于体检或意外发现的前纵隔小结节，需结合胸部 CT 和 MRI 鉴别诊断（详见鉴别诊断内容）。若考虑良性占位（胸腺囊肿、胸腺增生/退化不全、小淋巴结等），建议 3~6 个月后复查 CT 或 MRI，然后每 1~2 年复查一次，应避免不必要手术；若考虑组织类型高危的 TET（B2/B3 TM、TC、NETT），建议直接手术；如考虑是低危的 TM（A/AB/B1），可选择手术或密切随访观察（附录一：流程图 2）。

以往认为 TET 是一种罕见肿瘤，根据 SEER（Surveillance，Epidemiology，and End Results）数据库统计，发病率为 0.30/10 万。但近年来随着胸部 CT 肺癌

筛查的普及，体检发现的TET大大增加，检出率可能超过以往认知的100倍。对于体检或意外发现的无症状的前纵隔小结节（一般认为直径≤3cm），目前NCCN或ESMO指南都未给出处理原则或指导意见。方文涛等根据419例意外发现的无症状的前纵隔小结节研究分析，发现这类纵隔占位以良性囊肿为主（65.6%），绝大多数在随访中无变化；通过结合胸部增强CT和MRI的影像学特征，能够大致判断结节的类型；考虑良性占位的，如胸腺囊肿、胸腺增生/退化不全、小淋巴结，建议随访观察，避免不必要手术；考虑是组织类型高危的TET（B2/B3 TM、TC、NETT），建议直接手术；如考虑是低危的TM（A/AB/B1），这类小结节往往边界清晰无外侵，且肿瘤倍增时间可长达一年以上，所以理论上首次发现后6个月复查是安全的。

— 第四章 —

诊断与分期

第一节 纵隔占位的临床鉴别诊断

用于纵隔占位鉴别诊断的检查包括血液生化检验、胸部增强 CT 和 MRI 等（附录一：流程图 1）。

对纵隔囊性病变与实性病变、实性病变内的囊性或坏死成分、囊性病变内的分隔或软组织成分的鉴别，TM、胸腺增生或退化不全的鉴别，推荐采用胸部增强 MRI。

PET/CT 用于确定外侵明显或恶性程度高的肿瘤是否存在复发或转移病灶，辅助临床分期，评估治疗效果。

奥曲肽扫描用于高度怀疑 NETT 的鉴别诊断，以及 NETT 患者的生长抑素类似物的治疗筛选。

1 血生化指标

据文献报道，肿瘤指标在 TET 中的阳性率较低，但术前血清细胞角蛋白 19 片段（Cyfra 21-1）较高有助于提示肿瘤分期较晚、肿瘤恶性程度较高，或可提示术后复发的风险升高。另外TET患者血清CA125升高，可能与胸腔积液相关。

甲胎蛋白（AFP）和β-人绒毛膜促性腺激素（β-HCG）阴性常可排除恶性生殖细胞肿瘤；乳酸脱氢酶（LDH）明显升高提示淋巴瘤的可能性；T-spot阳性提示纵隔结核可能；CRP和ESR明显升高提示纵隔感染可能；血管紧张素转移酶（ACE）明显升高提示结节病可能。

2　胸部平片

正常情况下，成人的胸腺在胸片上不可见。当TET的瘤体较大时才能在前后位胸片上显示，一般表现为偏向纵隔一侧的阴影，瘤体也有可能遮挡左右心界，瘤体内致密钙化灶也可在胸片上显示。在侧位片上，肿瘤可表现为胸骨后方、心脏大血管前方的阴影。其他一些征象可从侧面提示肿瘤的外侵程度，如膈肌上移、胸膜积液、胸膜增厚。总体上，胸片在纵隔占位鉴别诊断和临床分期上的提示作用十分有限，有条件的医疗机构应用更有效的影像学检查方式。

3　胸部增强CT

在胸部增强CT上应关注纵隔占位的以下特征：肿

块定位；肿块大小、形态；肿块质地类型（囊性、实性、囊实性）；肿块密度（有无囊变、坏死、钙化、脂肪、出血）；肿块是否强化及强化程度；肿块与临近结构的关系（是否侵犯）；纵隔、淋巴结是否肿大；是否有胸膜转移结节、肺转移、骨质转移等。

在 CT 上，TM 通常表现为胸腺内边界清晰的圆形或卵圆形肿块，无淋巴结肿大。伴有局部浸润、淋巴结肿大和胸腔积液的、质地不均匀的前纵隔病变要怀疑侵袭性胸腺上皮肿瘤，如 TC 或类癌。

淋巴瘤在 CT 上一般表现为轻度强化的软组织肿块，常包绕血管生长，可出现血管侵犯，可有内乳淋巴结肿大与肿块融合，纵隔、颈部、腋窝或身体其他部位的淋巴结肿大。此外，这些影像学特征出现在有典型"B"症状的年轻患者身上时，通过组织活穿刺检能可靠诊断出淋巴瘤。

胸骨后甲状腺肿、畸胎瘤通过 CT 较易诊断。

恶性生殖细胞肿瘤中精原细胞瘤以年轻男性多见，CT 上肿块质地较均匀，可有或无囊变坏死；实性区强化较均匀；混合性生殖细胞肿瘤质地不均，多有坏死囊变，强化不均匀。易出现血行转移。

谷等人分析 CT 影像用于描述肿瘤特征、评估术前肿瘤外侵范围的可重复性及与术后病理诊断的一致性，发现 CT 可用于描述胸腺上皮肿瘤的基本影像特征；在评估术前肿瘤外侵范围方面，CT诊断的可重复性较好，且与术后病理诊断的一致性较高，在肿瘤的术前分期诊断中具有重要价值。

然而，CT对前纵隔占位的鉴别诊断存在局限性，主要难点在于良性囊肿与囊实性肿瘤（如囊性TM、MALT）的鉴别，在CT图像上良性囊肿常呈圆形或椭圆形，边界清楚光滑，质地均匀，近似水样密度。但如囊肿密度较高，或呈多房囊性、囊壁炎性增厚，则CT诊断较困难，需采用胸部MRI进一步鉴别。

4 胸部增强MRI

如肿块在CT图像上密度较高，MRI在区分囊性病变与实性病变、鉴别实性病变内的囊性或坏死成分、以及鉴别囊性病变内的分隔或软组织成分方面优于CT。动态增强MRI及动态增强曲线能很好鉴别CT上显示为高密度的囊肿及平扫T1WI显示为高信号的囊肿，不规则增厚、强化的囊壁对鉴别囊性TET与囊肿有价值，且肿瘤内部实性区与囊变坏死区的清晰显示对指导定位穿刺有价值。

动态增强MRI信号及动态增强曲线的变化能精确评估纵隔肿瘤辅助/新辅助治疗前后肿瘤细胞活性度的变化，优于CT对疗效的评估。

MRI化学位移成像可通过反相位图像上病灶内信

号减低，提示病变内显微脂肪浸润，而TM中未出现这种反相位信号减低现象，故可用于鉴别TM、胸腺增生或退化不全。另外淋巴瘤在反相位图像上信号也不受抑制。

T2WI上大血管由于流空效应呈低信号，而纵隔脂肪呈高信号，结合增强MRI及CT，对判断肿瘤是否侵犯血管壁有帮助。

5 PET/CT

PET/CT有助于确定是否存在淋巴结、肺、胸膜或远处转移，但不建议作为胸腺肿块常规检查手段。对侵袭性较高的组织学类型或进展期肿瘤，PET可用以评估分期，以及对可疑复发转移灶的鉴别。对怀疑NETT者，也可选用以生长抑素受体为基础的成像（如 ^{68}Ga-dotatate PET/CT 或生长抑素受体闪烁显像）。PET/CT还可用于评估放化疗或其他治疗后的效果。

6 奥曲肽扫描

高度怀疑NETT可行奥曲肽扫描帮助鉴别诊断，另外，对确诊NETT的患者，在考虑是否存在生长抑素类似物治疗适应证时，可选择该项检查。

第二节　胸腺上皮源性肿瘤的病理诊断

推荐使用WHO组织学分类系统区分TM、TC和NETT（具体参见"2021年胸腺上皮性肿瘤WHO分类"）。国内病理专家对TET的WHO病理分型进行过解读，诊断要点如下。

1　胸腺瘤常见病理类型及诊断要点

根据TM中肿瘤性上皮细胞的形态和异型性及背景中不成熟淋巴细胞的有无和多少以及两种成分所排列形成的组织结构将常见的TM分成A、AB和B1、B2、B3型。

A型TM通常由温和的梭形/卵圆形肿瘤细胞构成，伴少量或不伴不成熟淋巴细胞。近年提出了不典型A型TM的概念，特点是A型TM表现一定程度的不典型，包括细胞密度增加、核分裂增加和可见灶性坏死，但由于罕见，其预后特点尚需研究。

AB型TM由缺乏淋巴细胞的梭形细胞（A型）成分和富于淋巴细胞（B型样）成分构成，伴明显的不成熟T细胞。两种成分比例可有很大变异。

B1型TM的组织结构和细胞形态类似正常胸腺，即大量不成熟淋巴细胞的背景上见散在的上皮细胞增生，上皮细胞不成团，类似于未退化的胸腺皮质，髓质分化区总是存在。

B2型TM是一种淋巴细胞丰富的肿瘤，包括大量不成熟T细胞的背景上见多角形肿瘤性上皮细胞，上皮细胞常成团，密度高于B1型TM或正常胸腺。可有或无髓质分化区。

B3型TM是一种以上皮为主的TET，包括轻-中度不典型的多角形肿瘤细胞排列成片状、实体型，几乎总伴非肿瘤性不成熟T细胞。

免疫组化提示不成熟淋巴细胞表达TDT、CD1a和CD99，肿瘤性上皮细胞表达CK、CK19、P63等上皮标记，不表达CK20。

此外，还有两个相对少见的TM类型包括伴有淋巴样间质的微结节型TM（多灶性温和的梭形细胞或卵圆形细胞组成的小的肿瘤细胞岛，围以无上皮细胞的淋巴样间质）和化生型TM（双相型TET，实性上皮细胞伴温和的梭形细胞背景，两者间有陡然或逐渐的过度），以及更为罕见的显微镜下TM（多灶性胸腺上皮增生，最大径小于1mm）、硬化性TM（经典的TM伴大量富于胶原的间质）和脂肪纤维腺瘤（类似于乳腺纤维腺瘤的良性TET）

2 胸腺癌和胸腺神经内分泌肿瘤常见病理类型及诊断

TC和NETT的诊断标准类似其他部位的相应肿瘤。

其中 TC 中最常见的为胸腺鳞状细胞癌，形态类似一般的鳞状细胞癌，但免疫组化指标 CD5 和/或 CD117 的阳性往往提示该鳞状细胞癌来源于胸腺。

淋巴上皮瘤样癌形态类似鼻咽癌，目前认为是一种未分化或差分化的鳞状细胞癌伴显著的淋巴细胞、浆细胞浸润，肿瘤伴有一定比例的 EBV 的阳性表达。

原发胸腺的腺癌比较少见，诊断前需除外他处肿瘤的浸润或转移。

NUT 癌是一种差分化癌，特征是伴有 NUT 基因的重排。

未分化癌是一种排除性诊断，形态和和免疫组化未显示目前已有的特定的 TC 的特征。

微结节型 TC 伴淋巴样增生是近年来新提出的一个病理类型，组织结构类似于微结节型 TM，但肿瘤的上皮成分为明确的癌。

其他如基底样癌、黏液表皮样癌、透明细胞癌、肉瘤样癌以及腺鳞癌、肝样癌和 TCNOS 也偶有发生。

胸腺的四种神经内分泌肿瘤的诊断标准类似于肺的神经内分泌肿瘤，一般诊断不困难。

3 活检的指征及诊断要点

对高度怀疑胸腺上皮性肿瘤且能够手术根治性切除的肿瘤，不建议通过活检明确病理类型。

对无法直接手术切除（需要诱导治疗）或者没有手术机会的肿瘤，推荐对纵隔肿块行粗针穿刺活检。无法粗针穿刺的情况下（如胸骨、肺组织阻挡），可考虑手术活检、E-BUS活检、纵膈镜活检等方法。但是，对于不伴胸膜转移病灶的肿瘤，为避免人为的胸膜播散而影响预后，不推荐通过进胸腔手术对前纵隔病灶进行活检。

对术前进行活检的胸腺上皮性肿瘤的病理诊断，建议首先鉴别诊断该部位同样常见的生殖细胞肿瘤和淋巴瘤等；其次区分NETT和TM/TC；最后尽量区分TM和TC，如活检的组织量有限，而TM和TC的形态又比较复杂，对困难的病例不必勉强区分TM和TC，但有条件时可进一步将TM的亚型区分出来。纵隔活检的诊断同身体其他部分的活检病理诊断一样，临床信息也很重要，患者性别、年龄、影像学所见以及血AFP、HCG等检测结果都有提示作用。

4 病理报告要点

推荐手术标本的病理报告至少包含以下内容：

标本巨检描述（肿块大小、颜色、质地、有否包膜、与肿瘤一起送检的其他组织以及肿瘤和周围组织的关系）；镜检描述（病理类型、侵犯的结构、切缘情况、淋巴结转移情况以及治疗后反应的评估）；用于鉴别诊断的免疫组化结果。

第三节　胸腺上皮源性肿瘤的临床病理分期

多年来，Masaoka-Koga分期是最广泛接受的用于TM和TC治疗以及确定预后的系统。近几年，国际胸腺肿瘤协会（ITMIG）和国际肺癌研究协会（IASLC）共同制定了一个新的TM与TC分期系统，该分期系统被作为美国AJCC新的胸腺恶性肿瘤TNM分期系统（第八版）的基础。目前推荐临床医生优先使用TNM分期系统，同时可结合使用Masaoka-Koga分期。

第五章

胸腺上皮源性肿瘤的治疗

第一节　手术治疗

TET患者的最佳治疗计划应经过胸外科医师、影像科专家、肿瘤内科医师和放疗科医师多学科（MDT）评估后制定。确定肿块是否可被手术根治性切除至关重要，需要由有经验的胸外科医师负责决策。

1　手术指征

手术指征：① 对可根治性切除的肿瘤，推荐直接手术；② 对局部晚期的肿瘤（T4），也可以在新辅助诱导治疗后再次评估手术指征；③ 对合并胸膜播散或肺内转移的患者，如果原发病灶可切除，也可以考虑直接同期或新辅助治疗后行原发病灶和转移病灶的切除；④ 对瘤床或胸膜复发的肿瘤，如MDT讨论后，满足手术条件，可考虑手术切除。

肿瘤完整切除是最重要的预后因素。对可耐受手术者，手术是所有可切除的 TM 的推荐治疗。因此，术前准确评估肿瘤外侵范围十分重要。沈等人回顾分析了 138 例 TET 的 CT 特征与分期、可切除性的关系，发现 TET 的临床分期可通过 CT 特征来评估，包括肿瘤形状、边界、强化模式、是否侵犯周围结构、胸腔或心包积液、肺内转移灶，CT 上未见肿瘤侵犯动脉预示能通过手术根治性切除。另外，胸部 MRI 对判断肿瘤是否侵犯血管壁有更大帮助。

TET，尤其是 TM，常见的复发部位有胸膜和瘤床。一项基于 JART 数据库的回顾性研究比较了 405 例复发的 TET 患者的临床信息，发现 56.3% 为 Masaoka Ⅰ-Ⅲ期，25.9% 为Ⅳa 期，可见大部分复发肿瘤仍有手术机会。其中 162 例复发后接受手术治疗，R0/1 切除率达到 72%。生存分析显示复发后再次手术组的 10 年 OS 明显高于其他治疗组（68.2% vs. 25.4%，P< 0.001）。

2 手术范围

对不合并重症肌无力者，手术范围是肿瘤及受侵组织切除和全胸腺切除。

对合并重症肌无力者，手术范围是肿瘤及受侵组织切除和扩大胸腺切除（全胸腺切除同时切除邻近的双侧纵隔胸膜、纵隔和心包周围脂肪组织、及主肺动脉窗脂肪组织)。

经典的 TET 手术是经胸骨正中切口行全胸腺切除术,胸骨劈开后前纵隔暴露良好。对无外侵的早期肿瘤切除胸腺在外科技术上并不增加困难,可保证手术根治性切除,且胸腺对成年人已基本丧失免疫功能,切除胸腺理论上不会造成患者的功能损失。

随着微创胸腺手术的开展,全胸腺切除的观点开始受到挑战。根据 ChART 数据库 1047 例 Masaoka-Koga Ⅰ/Ⅱ期 TET 的分析显示,有近 1/4 患者接受部分胸腺切除,胸骨正中切口多为全胸腺切除,但腔镜等微创手术全胸腺与部分胸腺的比例相当。对随访结果多因素分析表明,两种切除范围 10 年 OS 相同(90.9% vs. 89.4%),进一步分层分析显示对于 Masaoka-Koga Ⅰ期肿瘤两种术式的复发率无统计学差异(32% vs. 14%),但在 Masaoka-Koga Ⅱ期胸腺部分切除后的复发率显著高于全胸腺切除(14.5% vs. 29%,P=0.001)。鉴于 Makaoka-Koga Ⅰ期(包膜完整)和Ⅱ期肿瘤(显微镜下包膜浸润或纵隔脂肪局部侵犯)无论术前影像学检查还是术中肉眼观察均无法区别,加之 TET 存在多原发或多病灶的可能性,因此无论开放还是微创手术均应遵循外科学解剖切除和肿瘤学根治性切除原则,推荐行全胸腺切除以保证手术疗效。

3 手术径路

在遵循肿瘤学原则、保障手术安全的前提下，外科医生可根据具体情况选择经典的胸骨正中切口或微创手术，微创手术以胸腔镜或机器人辅助的侧胸或剑突下入路为主。

目前推荐微创手术用于早期肿瘤外科治疗，即UICCⅠ期或与之相对应的Masaoka-KogaⅠ-Ⅱ期。在微创技术较为成熟的大的临床中心，对UICCⅡ-Ⅲa期可尝试进行微创胸腺手术。

经典手术径路是胸骨正中切口，该切口可较好的暴露前纵隔及双侧胸膜腔，评估大体包膜侵犯、胸腺周围和纵隔脂肪浸润、瘤周胸膜粘连和周围结构受累。

目前，微创胸腺手术主要用于早期肿瘤的外科治疗，谷志涛等分析了ChART数据库中1087例UICCⅠ期（相当于MasaokaⅠ/Ⅱ期）TET病例，结果显示VATS组和开放组中位随访时间分别为26个月和36个月，两组术后OS（85.7% vs.93.1%，P=0.539）、DFS（92.5% vs. 91.9%，P=0.773）和累积复发率（7.1% vs. 5.8%，P=0.522）均无统计学差异，合并肌无力者症状改善率亦相似（83.3% vs. 88.2%，P=0.589），证实微创胸腺手术可获得与开放手术相似的远期疗效。最近一项2835名TM患者中开展的回顾性分析对VATS与胸骨正中切开的全胸腺切除术的疗效进行了比较，VATS组的5年OS达97.9%，与胸骨正中切开组相比无显著差异（P=0.74）。

但是，从外科技术来看，侵犯心包局部或邻近肺组织局限性受侵的部分UICC Ⅱ-Ⅲa期肿瘤腔镜下切除并不困难，同样可达到和开放手术相似的切除彻底程度。方文涛等在2017年世界肺癌大会上报道115例UICC Ⅱ期-Ⅲa期肿瘤的外科治疗结果，通过1∶2的倾向匹配分析后26例腔镜和52例开放手术患者的R0切除率均达到77%，通过术后35个月的中位随访期发现腔镜可获得和开放手术相当的肿瘤学效果，OS分别为100%和95.2%，3年累积复发率分别为0.052和0.167，均无统计学差异；而相比于开放手术，接受腔镜手术者术中出血量显著减少（127 mL vs. 219 mL，P=0.005）、术后胸管引流时间［（3±1.2）d vs.（5±4.7）d，P=0.005]和总体住院时间［（5.9±3.1）d vs.（9.6±5.1）d，P<0.001]均显著缩短，体现了微创手术的优越性。

随着微创外科技术的不断进步，不仅是局部外侵周围结构的UICC Ⅲa期肿瘤，对部分复发转移患者以及肿瘤外侵严重但经过诱导治疗后获得降期的病例通过微创手术也有可能获得彻底切除的可能性，而对这些需要多种方式整合治疗的患者，更能发挥微创手术的优势，通过减少手术创伤、加快功能恢复，帮助减降低围术期风险，使患者能更好地耐受术后辅助治疗，以达到期望的肿瘤学效果。

无论是在 Masaoka-Koga 分期还是第 8 版 UICC/AJCC TNM 分期中，肿瘤大小均未被列为影响分期的因素。具体多大直径的 TET 适合微创手术切除，目前仍无共识。既往多数研究将直径>5cm 的 TET 定义为"大"肿瘤，并认为直径≤5cm 的 TET 采用微创手术径路安全可行。但随着手术操作技巧的提高，有研究显示即使在直径>5cm 的 TET 中，造成术中中转开胸的主要原因是肿瘤侵犯大血管，而不是肿瘤大小，并且与开放手术相比，微创手术可获得相近的肿瘤学效果。因此，相比肿瘤的外侵程度，肿瘤大小不是影响手术径路选择的主要因素。但需注意的是，受限于纵隔区域的狭小，肿瘤直径越大，微创手术操作难度越大，同时增加术中肿瘤胸膜腔播散的风险，所以当采用微创胸腺手术切除直径>5cm 的 TET 时，需严格遵守微创手术原则，如有操作困难或肿瘤破损风险，应毫不犹豫转为开放手术。相反，肿瘤组织学类型并非选择手术径路的限制性因素，况且绝大多数早期肿瘤术前无法明确组织学类型。尽管 ITMIG 和 JART 的回顾性研究并未包含 TC，但 ChART 的多中心配比研究表明只要能保证根治性切除，早期 TC 并非微创手术的禁忌证。

4 淋巴结清扫

对高 T 分期（T3 以上，累及临近脏器）、组织学恶性程度高的 TET 进行系统性前纵隔淋巴结（N1）清扫，对 N2 组淋巴结可进行采样。

以往普遍认为 TET 很少发生淋巴结转移，所以传统胸腺手术很少清扫淋巴结。

但近年来淋巴结转移问题得到越来越多的重视。既往普遍采用的 TET 分期体系为 Masaoka-Koga 分期，淋巴结转移被笼统归入 Ⅳb 期与远处脏器转移相同，而第 8 版 UICC/AJCC 分期在采用 TNM 分期、将淋巴结转移与远处转移进行区分的同时提出了对应 TET 的淋巴结分区，并据此将淋巴结转移划分为 N0-2。近年来的研究表明淋巴结转移发生率根据 TET 的组织学类型和局部进展程度而不同。JART 回顾性分析 115 家医院共 1320 例 TET 淋巴结转移情况，发现 TM 中淋巴结转移率为 1.8%，TC 为 27%，胸腺类癌多达 28%。基于美国 SEER 数据库的两项研究，选择术中最少摘除 1 枚淋巴结的 TET 的患者，发现淋巴结转移率为 13.3%，而 TC 的淋巴结转移率为 33.5%，NETT 高达 62.3%。

根据 ChART 回顾性研究结果，在 20 家医院共 2421 例患者中，TM 淋巴结转移率仅为 0.5%，而 TC 为

7.6%，NETT高达16.7%，并且TET淋巴结转移与预后密切相关。ChART进一步前瞻性观察研究表明，TET的淋巴结受累程度比以前认识到的更常见，经过意向性淋巴结采样或清扫，TM淋巴结转移的发生率提高为21%，TC提高为25%，而NETT则高达50%。并将TET分为低危组（T1-2期的A-B2）和高危组（T3及以上或B3及TC），高危组的淋巴结转移率更高。对比回顾性研究结果，意向性淋巴结清扫显著提高了转移淋巴结检出率，有利于提高分期的准确性和手术切除的彻底性。

5 手术标本的处理原则

标记合并切除的组织（纵隔胸膜、肺、心包、膈神经、血管等）；标记切缘可疑的部位；记录好术中取下的淋巴结位置；在病理申请单上提供患者的病史、治疗情况等相关信息，与病理科医生及时沟通。

第二节 辅助治疗

1 胸腺瘤术后辅助治疗

R0切除术后，UICC I 期的 TM 和 II - III A 期的 A/AB/B1 TM，不推荐术后辅助治疗；UICC II - III A 的 B2/3TM，可考虑术后辅助放疗或随访。

对R1/2切除的TM，应术后放疗。

淋巴结阳性的需要增加辅助化疗（附录一：流程图4）。

基于ChART数据库1546例Masaoka-Koga Ⅰ-Ⅲ期TET患者的回顾性分析表明，术后辅助放疗可改善R1/2切除的OS和DFS。

一项基于ITMIG数据库1263例R0切除的Masaoka Ⅱ-Ⅲ期TM患者的回顾性分析表明，术后放疗组10年OS明显高于未放疗组（86% vs. 79%，P=0.002）。并且，对Ⅲ期B型TM，术后放疗也能明显改善OS。

然而，一项基于JART数据库1265例Masaoka Ⅱ-Ⅲ期TET患者的回顾性研究得出不同结论，术后放疗并不能改善TM的RFS和OS。

在NCCN指南（2021.V1）中，包膜完整的TM在R0切除术后不推荐放疗。包膜侵犯的TM在R0切除后，可考虑术后放疗。Masaoka-KogaⅢ期（侵犯邻近器官）TM存在更高的复发风险，故建议术后放疗。

但基于ChART数据库建立的TET根治性切除术后复发风险预测模型，T1期TM以及T2/T3期A/AB/B1型TM（低危组）的复发转移率远低于T2/T3期B2/B3型TM及T1-T3期TC和NETT（高危组）（2.7% vs. 20.1%，P<0.001）。

综上，对R0切除的UICC I期的TM和Ⅱ-ⅢA期的

A/AB/B1 TM不建议术后辅助治疗，而对UICC Ⅱ-ⅢA的B2/3TM，可考虑术后辅助放疗或随访。

另外，根据ChART数据库739例Masaoka-Koga Ⅲ/Ⅳ期TET患者的回顾性研究，Masaoka-Koga Ⅳ期TM术后未化疗组与化疗组5年OS分别为85.7%、76.1%，两组间差异无统计学意义（P=0.862）。Masao-ka-Koga Ⅲ期TM患者术后未化疗组和化疗组5年、10年OS分别为92.1%、65.0%和88.1%、59.6%，术后未化疗组OS显著优于化疗组（P=0.000）。Masaoka-Koga Ⅲ/Ⅳ期TM R0切除后术后未化疗组和化疗组5年OS分别为92.8%和67.2%，术后未化疗组OS也显著优于化疗组（P=0.001）。因此，一般不推荐TM患者术后接受辅助化疗，但对于合并淋巴结转移者（虽然TM较少出现淋巴结转移），还是建议进行全身治疗。

2 胸腺癌/神经内分泌肿瘤术后辅助治疗

对R0切除的TC和NETT，推荐术后化疗±放疗。

对R1/2切除的TC和NETT，推荐术后放化疗（附录A-流程图4）。

一项基于上海市胸科医院116例R0切除的TC的回顾性研究表明，Masaoka Ⅱ期术后化疗组的5年RFS明显高于未化疗组（84% vs. 66.6%，P=0.035），Masa-oka Ⅲ期术后化疗组的5年OS明显高于未化疗组

（84.6% vs. 63.7%，P=0.036）。

一项基于JART数据库1265例Masaoka Ⅱ-Ⅲ期TET患者的回顾性研究表明，TC术后放疗可改善RFS（HR 0.48；95% CI，0.30-0.78；P=0.003），但不改善OS。而另一项基于592例R0切除的Masaoka Ⅱ-Ⅲ期TET的荟萃分析显示，术后放疗不能减少复发。

根据ChART数据库建立的TET根治性切除术后复发风险预测模型，T1-T3期TC和NETT属于复发高危组。因此，TC或NETT切除后，术后治疗包括化疗±放疗，具体取决于切除的彻底性。

第三节　进展期肿瘤的治疗方式

1　新辅助治疗

对局部晚期TET，推荐行诱导化疗或放化疗后评估手术指征，术后根据切除情况予以放疗±化疗（附录一：流程图3）。

对合并胸膜播散或肺内转移者，可选择行诱导治疗后手术切除，若诱导治疗后病灶仍无法切除，则行根治性放疗伴/不伴化疗（附录一：流程图3）。

推荐的一线化疗方案：TM为CAP或TC方案，TC为TC方案，NETT为PE方案。

对潜在可切除的TET，诱导治疗后手术切除可能是有效的。

近期一项队列研究报道诱导化疗+手术与单独手术后的5年OS相当（77.4% vs.76.7%，P=0.596）。

目前有2项术前诱导化疗的Ⅱ期临床试验，报道的客观缓解率分别为62%、77%，病理完全缓解率为14%、9%，R0切除率为43%、73%，不良反应较大。考虑到这2项研究纳入的都是TM，且低度恶性/淋巴细胞为主的TM亚型占比较高，诱导化疗的实际疗效有限。

上海市胸科医院一项关于同期诱导放化疗后手术治疗局部晚期TET的Ⅱ期临床试验发现，同期放化疗可取得较好的客观缓解率（48.5%），病理完全缓解率达17.4%，患者耐受性高，诱导治疗后手术R0切除率达到82.6%，TM和TC患者5年OS分别为81.8%、54.2%。

另有国外一项Ⅱ期临床研究报道同期放化疗+手术治疗局部进展期TET的PR率为47.6%，5年OS为71%。

2 晚期肿瘤的治疗

2.1 胸腺瘤

晚期肿瘤常采取根治性放化疗。

鉴于可能出现的转移范围很广，为转移性病灶制定放疗剂量方案很困难。立体定向体部放疗（SBRT）

可能对局限性转移灶是合理选择，而传统分割方案适于较大转移灶。在姑息治疗中，可用典型的姑息放疗剂量（8Gy/fx、20Gy/5fx 或 30Gy/10fx），这取决于治疗目标。即使是转移性 TM，鉴于其相对较长的生长史，高度适形技术可能适用于体积局限的转移灶，增加放疗剂量有助于提高肿瘤局部控制率，但同时要注意对胸部反复出现的转移性病灶多次放疗时，有增加放射性肺损伤的风险。

目前对 TM 推荐的一线化疗方案是以铂类为主的方案（CAP 或 TC 方案）。CAP 方案在 TM 中的缓解率大约为44%。但非蒽环类方案（例如，顺铂/依托泊苷[±异环磷酰胺]、卡铂/紫杉醇）可能适用于无法耐受更激进方案的患者。

TM 的二线全身治疗包括培美曲赛、依维莫司、紫杉醇、奥曲肽（长效[LAR]）±泼尼松、吉西他滨±卡培他滨、5-氟尿嘧啶、依托泊苷和异环磷酰胺。但这些药物尚未在随机 3 期试验中接受过评估。对 TM，后续全身治疗（即二线及以上）的缓解率从 15% 到 39% 不等。一项培美曲塞治疗 TM 患者（n=16）的研究报告了 2 例 CR 和 5 例 PR。基于临床试验数据，卡培他滨也可加入吉西他滨方案。在接受吉西他滨/卡培他滨治疗的 22 例 TM 患者中，有 3 例 CR，5 例 PR。奥曲肽可能对奥曲肽扫描阳性或有类癌综合征症状的 TM 患者有效。出于对免疫相关事件的担忧，Pembrolizumab不推荐用于TM患者。在接受Pembrolizumab治疗的TM患者中，71%有3级或更高的免疫相关不良事件（包括心肌炎）。Sunitinib不推荐在TM患者中使用，因为没有c-Kit突变。手术是复发的局部晚期病变、孤立性转移或同侧转移患者的一种选择。

2.2 胸腺癌

TC化疗效果差；目前推荐卡铂/紫杉醇（TC）为一线方案，因为其在TC临床试验中的缓解率最高（总体缓解率22%~36%）。资料表明CAP和顺铂/阿霉素/长春新碱/环磷酰胺（ADOC）方案也有效，但毒性比卡铂/紫杉醇方案更大。

关于TC二线化疗的数据很少。TC的二线全身治疗药物包括sunitinib、培美曲赛、依维莫司、紫杉醇、奥曲肽（LAR）±泼尼松、吉西他滨±卡培他滨、5-FU、依托泊苷、异环磷酰胺和pembrolizumab。对TC，后续全身治疗的缓解率为4%~21%不等，但专家组成员认为这些二线药物对TC并非很有效。sunitinib可能对存在c-Kit突变的患者有效；但是，这类突变在TC中少见（<10%）。S-1（一种口服型氟尿嘧啶）似乎对TC患者有效。

Pembrolizumab用于TC的二线治疗有效（缓解率，22.5%[95% CI，10.8%-38.5%]），但严重免疫相关不

良事件发生率高（15%）。据报道，接受 Pembrolizum-ab 治疗的 TC 患者中有 5%~9% 出现 3-4 级心肌炎，这比接受同样治疗的其他恶性肿瘤患者的不良反应发生率更高。根据临床试验数据，卡培他滨可添加到吉西他滨方案中。在接受吉西他滨/卡培他滨治疗的 8 名 TC 患者中，有 3 例 PR。

2.3 胸腺神经内分泌肿瘤

NETT 尤其是恶性程度较高的亚型更常表现为局部进展、淋巴结转移和远处转移。虽然生长抑素类似物（SSAs）已被报道为治疗神经内分泌肿瘤的有效药物，但其分别只有 2 名、4 名患者在术前、术后接受了 SSAs 治疗。考虑到常规化疗和/或放疗的疗效有限，应该探索其他治疗方法，比如 SSAs、已经在其他神经内分泌肿瘤中尝试过的新药如 mTOR 蛋白抑制剂和针对血管内皮生长因子受体的多靶点药物。

康复

第一节　术后康复

　　总体来说，TET患者的术后康复与其他胸外科术后患者并无明显区别。近几年，随着快速康复理念的发展，胸外科的术后康复也逐渐得到重视。由于目前的临床证据仅集中在肺癌的术后康复，TET患者的术后快速康复可以参考中华医学会制定的《中国加速康复外科临床实践指南（2021版）》和欧洲胸外科医师协会发表的肺癌术后快速康复指南。

　　需要注意的是，对合并重症肌无力者，临床医生要观察是否存在肌无力症状加重、甚至是肌无力危象的情况，如若出现，需及时调整用药、加强监护与支持治疗，必要时请神经内科医生共同处理。

第二节　中医药的应用

　　中医药可在以下几个方面帮助患者术后康复：缓解术后伤口疼痛；缓解术后恶心呕吐等症状；促进患

者术后胃肠功能、肺功能的恢复；改善患者术后乏力、疲劳等一般症状；缓解患者术后焦虑情绪。

具体的措施可有内服汤药、辩证施膳、穴位针灸、五音疗法，根据患者不同的病症来个体化处理。

中医药在重症肌无力症状的治疗方面也有丰富的经验，可归属于中医痿证的范畴，益气健脾温阳等为主要治疗法则，同时针灸治疗也有助于改善肌无力症状。

此外，中医药还可以从以下几个方面改善晚期患者的生存质量：缓解癌痛；缓解化疗导致的恶心呕吐；改善患者抑郁和情绪障碍。

如需长期中药治疗，一般以扶正与祛邪相结合，根据不同病证及脏腑特性，采用辩证与辩病相结合来遣方用药。

随访策略

对低危组患者，进行每年一次复查直至术后十年；对高危组患者，建议术后三年内每半年复查一次，术后第4至6年每年复查一次。

Liu 等在 ChART 数据库中分析了907例手术完整切除的未经诱导治疗的 TET，发现 T1 期 TM 以及 T2/T3 期 A/AB/B1 型 TM（低危组）的复发转移率远低于 T2/T3 期 B2/B3 型 TM 及 T1–T3 期 TC 和 NETT（高危组）（2.7% vs. 20.1%，P<0.001）。并且低危组主要以瘤床和胸膜腔复发为主（88.9%），远处转移少见，而高危组中远处转移（40.7%）和胸膜腔复发（25.9%）占比更高，且大部分复发转移均出现在术后3年内（55.2%），仅有1例超过术后6年出现。而低危组中直到术后10年仍有局部复发出现。

另外，接受术后辅助治疗或晚期肿瘤患者可根据情况调整复查频率和检查项目。

TM 患者出现第二种恶性肿瘤的风险有增加，鉴于目前尚无统一的随访策略，常规体检仍有一定意义。

第八章

附录

附录一

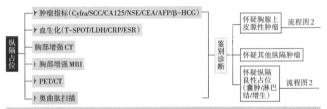

纵隔占位
- ├ 肿瘤指标(Cyfra/SCC/CA125/NSE/CEA/AFP/β-HCG)
- ├ 血生化(T-SPOT/LDH/CRP/ESR)
- ├ 胸部增强CT
- ├ 胸部增强MRI
- ├ PET/CT
- └ 奥曲肽扫描

鉴别诊断
- 怀疑胸腺上皮源性肿瘤 → 流程图2
- 怀疑其他纵隔肿瘤
- 怀疑纵隔良性占位(囊肿/淋巴结/增生) → 流程图2

▶ 常规肿瘤指标可有提示作用,AFP/B-HCG阳性常提示生殖细胞肿瘤;T-SPOT阳性注意结核可能性,LDH/CRP/ESR阳性注意淋巴瘤可能性;CRP/ESR阳性注意感染可能性

▶ MRI有助于鉴别囊肿和囊性胸腺瘤,鉴别实性肿瘤的类型,提示外侵的部位

▶ PET/CT可用于侵袭性较高的组织学类型或进展期肿瘤,有助于评估分期;奥曲肽扫描可用于高度怀疑神经内分泌肿瘤的患者

图8-1 流程图1 纵隔占位的鉴别诊断

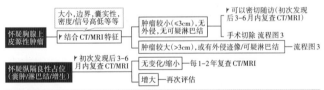

怀疑胸腺上皮源性肿瘤
- ├ 大小,边界,囊实性,密度/信号高低等等
- └ 结合CT/MRI特征
  - 肿瘤较小(<3cm),无外侵,无可疑淋巴结 → 可以密切随访(初次发现后3-6月内复查CT/MRI) / 手术切除 流程图3
  - 肿瘤较大(>3cm),或有外侵迹像/可疑淋巴结 → 流程图3

怀疑纵隔良性占位(囊肿/淋巴结/增生)
- └ 初次发现后3-6月内复查CT/MRI
  - 无变化/缩小 → 每1-2年复查CT/MRI
  - 增大 → 再次评估

▶ Munden RF. Managing Incidental Findings on Thoracic CT: Mediastinal and Cardiovascular Findings. A White Paper of the ACR Incidental Findings Committee. J Am Coll Radiol. 2018;15(8):1087–1096.

▶ Fang W. Followup/Surveillance of Small Anterior Mediastinal Lesions. J Thorac Oncol, 2019;14(Suppl 10):S153.

图8-2 流程图2 纵隔占位的随访策略

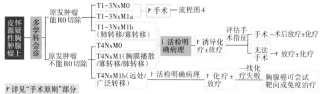

▸详见"手术原则"部分

▸详见文章"胸腺上皮源性肿瘤的病理诊断"部分

▸详见"放疗原则"、"药物治疗"部分

图8-3　流程图3　胸腺肿瘤多学科诊疗流程

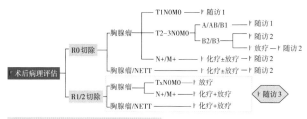

▸详见文章"胸腺上皮源性肿瘤的病理诊断"部分

▸详见"辅助治疗"部分

▸随访1：每年一次胸部CT，持续10年（结合肿瘤指标、颈腹超声等其他检查）

▸随访2：前3年每半年一次胸部CT，后面每年一次胸部CT，持续5年以上（结合肿瘤指标、颈腹超声等其他检查）

▸随访3：参照"随访2"，酌情调整复查频率和项目

▸Liu H, Gu z, Qiu B, Detterbeck FC, Roden AC, Ruffini E, et al. A Recurrence Predictive Model for Thymic Tumors and Its Implication for Postoperative Management: a Chinese Alliance for Research in Thymomas database study.J Thorac Oncol 2019.

图8-4　流程图4　胸腺肿瘤术后治疗及随访模式

附录二

1　手术原则

（1）手术切除应由胸外科、影像科医生对患者进行仔细评估完整切除的可能性。局部晚期（不能完整切除）病例应该由一个多学科小组进行讨论和评估。

（2）如果根据临床和放射学特征强烈怀疑可切除的胸腺瘤，则应避免手术活检，因为当肿瘤包膜被穿透时，肿瘤播散的可能性很大。

（3）在手术前，患者应该评估重症肌无力的体征和症状，并在接受手术切除之前进行医学控制。

（4）外科手术的目标是完全切除病变和受侵的组织。根治性切除可能需要切除邻近结构，包括心包、膈神经、胸膜、肺，甚至主要血管结构。由于严重的呼吸道并发症，应避免双侧膈神经切除。

（5）在切缘可疑、残留病变或肿瘤与未切除的正常结构粘连的区域可放置金属夹，以便帮助指导准确的放射治疗。

（6）胸腺切除术时，应检查胸膜表面是否有胸膜转移。如果可行，建议同期切除胸膜转移病灶以实现肉眼根治切除。

（7）微创胸腺手术主要被用于早期肿瘤的外科治疗，即UICC Ⅰ期或与之相对应的Masaoka-Koga Ⅰ-Ⅱ期肿瘤。对于心包局部或邻近肺组织局限性受侵的部分UICC Ⅱ-Ⅲa期肿瘤，在微创技术较为成熟的临床中心，对于此期患者可以尝试进行微创胸腺手术。

（8）推荐对高T分期（T3以上，累及临近脏器）、组织学恶性程度高的胸腺肿瘤进行系统性前纵隔

（N1）淋巴结清扫，N2组淋巴结可选择进行采样。

2 放疗原则

（1）高度推荐放疗前进行基于CT制定的治疗计划，并与外科医生及时沟通以便确定照射范围。

（2）推荐45~50Gy剂量用于切缘干净或过近者；推荐54Gy剂量用于镜下切缘阳性者。但是如果肿瘤无法切除或术后肿瘤肉眼残留（R2切除或减瘤手术），建议使用60~70Gy的总剂量（1.8~2Gy/fx）。

（3）术后放疗的临床靶区应包括整个胸腺、金属夹和任何潜在病灶残留的部位；计划靶区应考虑到靶区移动和日常摆位误差。

（4）放疗应采用三维适形技术以减少对周围正常组织（例如，心脏、肺、食管、脊髓）的损伤。调强放疗（IMRT）的应用可以进一步改善剂量分布并减少正常组织的照射剂量。质子束治疗较IMRT能改善剂量分布，在局部控制和毒性反应这两方面效果更好，可用于适合的病例。

（5）考虑到胸腺肿瘤的患者相对年轻，大多数人可长期生存，应尽可能减少对正常组织的照射剂量。

3 药物治疗

胸腺肿瘤的药物治疗推荐以铂类为主的化疗方

案，胸腺瘤推荐采用CAP或TC方案，胸腺癌推荐采用TC方案，神经内分泌肿瘤推荐采用PE方案。

常用化疗方案

CAP方案：顺铂 50 mg/m² Ⅳ d1；阿霉素 50 mg/m² Ⅳ d1；环磷酰胺 500 mg/m² Ⅳ d1；每3周给药。

TC方案：卡铂 AUC 6；紫杉醇 200 mg/m²；每3周给药。

PE方案：顺铂 60 mg/m² Ⅳ d1；依托泊苷 120 mg/m²/day Ⅳ d1-3；每3周给药。

ADOC方案：顺铂 50 mg/m² Ⅳ d1；阿霉素 40 mg/m² Ⅳ d1；长春新碱 0.6 mg/m² Ⅳ d3；环磷酰胺 700 mg/m² Ⅳ d4；每3周给药。

依托泊苷/异环磷酰胺/顺铂：依托泊苷 75 mg/m² d1-4；异环磷酰胺 1.2 g/m² d1-4；顺铂 20 mg/m² d1-4；每3周给药。

附录三

表 8-1　2021 年胸腺上皮性肿瘤 WHO 分类

胸腺瘤	ICD-O code	胸腺癌	ICD-O code
胸腺瘤，非特殊类型	8580/3	鳞癌	
A 型	8581/3	鳞状细胞，非特殊类型	8070/3
AB 型	8582/3	基底样癌	8123/3
B1 型	8583/3	淋巴上皮癌	8082/3
B2 型	8584/3	腺癌	
B3 型	8585/3	腺癌，非特殊类型	8140/3
伴有淋巴样间质的微结节型	8580/1	低级别乳头状腺癌	8260/3
化生型	8580/3	TC 伴腺样囊性癌样特征	8200/3
脂肪纤维腺瘤	9010/0	腺癌，肠型	8144/3
胸腺神经内分泌肿瘤	**ICD-O code**	腺鳞癌	8560/3
神经内分泌肿瘤		NUT 癌	8023/3
类癌/神经内分泌肿瘤，非特殊类型	8240/3	涎腺样癌	
典型类癌/神经内分泌肿瘤，G1	8240/3	黏液表皮样癌	8430/3
不典型类癌/神经内分泌肿瘤，G2	8249/3	透明细胞癌	8310/3
神经内分泌癌		肉瘤样癌	8033/3
小细胞癌	8041/3	癌肉瘤	8980/3
混合小细胞癌	8045/3	未分化癌	8020/3
大细胞神经内分泌癌	8013/3	胸腺癌，非特殊类型	8586/3

表 8-2 I UICC 8th TNM 分期

T 分期[a]	N 分期	M 分期
T1a 包膜完整、侵犯包膜或纵隔脂肪 T1b 侵犯纵隔胸膜 T2 侵犯心包 T3 侵犯肺、无名/上腔静脉、胸壁、膈神经、心包外肺血管 T4 侵犯主动脉及分支、心包内肺动脉、心肌、气管、食管	N0 无淋巴结转移 N1 前纵隔淋巴结转移 N2 胸腔深部/颈部淋巴结转移	M0 无远处转移 M1a 心包内/胸膜播散 M1b 肺内转移或远处转移

[a]侵犯程度需得到病理证实；肿瘤按最高 T 分期受累程度分类，无论存在或不存在较低 T 分期结构的侵犯

表 8-2 II UICC 8th TNM 分期

Stage group	T	N	M
Stage I	1a/1b	0	0
Stage II	2	0	0
Stage IIIa	3	0	0
Stage IIIb	4	0	0
Stage IV a	Any	1	0
	Any	0/1	1a
Stage IV b	Any	2	0/1a
	Any	Any	1b

表 8-3　Masaoka-Koga 分期

分期	定义
I	肉眼和镜下肿瘤包膜完整
IIa	镜下侵犯包膜
IIb	肉眼可见侵犯胸腺或周围脂肪，或紧贴但未突破纵隔胸膜或心包
III	侵犯周围组织器官（如纵隔胸膜、心包、肺、大血管）
IVa	心包或胸膜播散
IVb	淋巴结/远处转移

参考文献

[1] HSU C H，CHAN J K，YIN C H，et al. Trends in the incidence of thymoma，thymic carcinoma，and thymic neuroendocrine tumor in the United States [J]. **PLoS One**，**2019**，14（12）：e0227197.

[2] HENSCHKE C I，LEE I J，WU N，et al. CT screening for lung cancer：prevalence and incidence of mediastinal masses [J]. **Radiology**，**2006**，239（2）：586-90.

[3] RAMPINELLI C，PREDA L，MANIGLIO M，et al. Extrapulmonary malignancies detected at lung cancer screening [J]. **Radiology**，**2011**，261（1）：293-9.

[4] YOON S H，CHOI S H，KANG C H，et al. Incidental Anterior Mediastinal Nodular Lesions on Chest CT in Asymptomatic Subjects [J]. **J Thorac Oncol**，**2018**，13（3）：359-66.

[5] LITVAK A M，WOO K，HAYES S，et al. Clinical characteristics and outcomes for patients with thymic carcinoma：evaluation of Masaoka staging [J]. **J Thorac Oncol**，**2014**，9（12）：1810-5.

[6] GAUR P，LEARY C，YAO J C. Thymic neuroendocrine tumors：a SEER database analysis of 160 patients [J]. **Annals of surgery**，**2010**，251（6）：1117-21.

[7] FANG W. MS03.04 Followup/Surveillance of Small Anterior Mediastinal Lesions [J]. **Journal of Thoracic Oncology**，**2019**，14（10）：S153.

[8] 章雪飞. 血清肿瘤标志物在胸腺肿瘤多学科诊疗中的相关研究 [D]；上海交通大学，2018.

[9] BARTH T F，LEITHÄUSER F，JOOS S，et al. Mediastinal（thymic）large B-cell lymphoma：where do we stand? [J]. **Lancet Oncol**，**2002**，3（4）：229-34.

[10] 谷志涛，沈艳，茅腾，等. 胸腺上皮肿瘤术前CT影像分期诊断可重复性的临床研究 [J]. 中华胸部外科电子杂志，**2015**，2（01）：8-12.

[11] MUNDEN R F，CARTER B W，CHILES C，et al. Managing Incidental Findings on Thoracic CT：Mediastinal and Cardiovascular Findings. A White Paper of the ACR Incidental Findings Committee [J]. **J Am Coll Radiol**，2018，15（8）：1087-96.

[12] 张杰，朱蕾."国际胸腺恶性肿瘤兴趣组织关于WHO胸腺瘤和胸腺癌组织学分类应用共识"的解读 [J]. 中华病理学杂志，**2015**，44（03）：153-7.

[13] 樊代明. 整合肿瘤学·基础卷 [M]. 西安：世界图书出版西安有限公司，**2021**.

[14] 樊代明. 整合肿瘤学·临床卷 [M]. 北京：科学出版社，**2021**.

[15] DETTERBECK F C，ZEESHAN A. Thymoma：current diagnosis and treatment [J]. **Chin Med J（Engl）**，2013，126（11）：2186-91.

[16] RIED M，POTZGER T，SZIKLAVARI Z，et al. Extended surgical resections of advanced thymoma Masaoka stages III and IVa facilitate outcome [J]. **Thorac Cardiovasc Surg**，**2014**，62（2）：161-8.

[17] SHEN Y，GU Z，YE J，et al. CT staging and preoperative assessment of resectability for thymic epithelial tumors [J]. **J Thorac Dis**，2016，8（4）：646-55.

[18] MIZUNO T，OKUMURA M，ASAMURA H，et al. Surgical management of recurrent thymic epithelial tumors：a retrospective analysis based on the Japanese nationwide database [J]. **J Thorac Oncol**，2015，10（1）：199-205.

[19] GU Z，FU J，SHEN Y，et al. Thymectomy versus tumor resection for early-stage thymic malignancies：a Chinese Alliance for Research in Thymomas retrospective database analysis [J]. **J**

Thorac Dis，2016，8（4）：680-6.

[20] GU Z，CHEN C，WANG Y，et al. Video-assisted thoraco-scopic surgery versus open surgery for Stage I thymic epithelial tumours：a propensity score-matched study [J]. **Eur J Cardiothorac Surg，2018**，54（6）：1037-44.

[21] AGATSUMA H，YOSHIDA K，YOSHINO I，et al. Video-Assisted Thoracic Surgery Thymectomy Versus Sternotomy Thymectomy in Patients With Thymoma [J]. **Ann Thorac Surg，2017**，104（3）：1047-53.

[22] 谷志涛，方文涛. 胸腺肿瘤微创切除手术的基本原则与质量控制 [J]. 中国胸心血管外科临床杂志，**2019**，26（01）：29-34.

[23] FANG W G Z. Is there a role for minimally invasive surgery in locally advanced thymic tumors? [J]. **J Thorac Oncol**，2017.

[24] FRIEDANT A J，HANDORF E A，SU S，et al. Minimally Invasive versus Open Thymectomy for Thymic Malignancies：Systematic Review and Meta-Analysis [J]. **J Thorac Oncol，2016**，11（1）：30-8.

[25] TAGAWA T，YAMASAKI N，TSUCHIYA T，et al. Thoraco-scopic versus transsternal resection for early stage thymoma：long-term outcomes [J]. **Surgery today，2014**，44（12）：2275-80.

[26] BURT B M，YAO X，SHRAGER J，et al. Determinants of Complete Resection of Thymoma by Minimally Invasive and Open Thymectomy：Analysis of an International Registry [J]. **J Thorac Oncol，2017**，12（1）：129-36.

[27] HESS N R，SARKARIA I S，PENNATHUR A，et al. Minimally invasive versus open thymectomy：a systematic review of surgical techniques，patient demographics，and perioperative outcomes [J]. **Ann Cardiothorac Surg，2016**，5（1）：1-9.

[28] WANG H，GU Z，DING J，et al. Perioperative outcomes and long-term survival in clinically early-stage thymic malignancies：video-assisted thoracoscopic thymectomy versus open approaches [J]. **J Thorac Dis**，2016，8（4）：673-9.

[29] KONDO K，MONDEN Y. Lymphogenous and hematogenous metastasis of thymic epithelial tumors [J]. **Ann Thorac Surg**，2003，76（6）：1859-64；discussion 64-5.

[30] WEKSLER B，HOLDEN A，SULLIVAN J L. Impact of Positive Nodal Metastases in Patients with Thymic Carcinoma and Thymic Neuroendocrine Tumors [J]. **J Thorac Oncol**，2015，10（11）：1642-7.

[31] WEKSLER B，PENNATHUR A，SULLIVAN J L，et al. Resection of thymoma should include nodal sampling [J]. **J Thorac Cardiovasc Surg** 2015，149（3）：737-42.

[32] GU Z，WEI Y，FU J，et al. Lymph node metastases in thymic malignancies：a Chinese Alliance for Research in Thymomas retrospective database analysis [J]. **Interact Cardiovasc Thorac Surg**，2017，25（3）：455-61.

[33] FANG W，WANG Y，PANG L，et al. Lymph node metastasis in thymic malignancies：A Chinese multicenter prospective observational study [J]. **The Journal of thoracic and cardiovascular surgery**，2018，156（2）：824-33 e1.

[34] LIU Q，GU Z，YANG F，et al. The role of postoperative radiotherapy for stage I/II/III thymic tumor-results of the ChART retrospective database [J]. **J Thorac Dis**，2016，8（4）：687-95.

[35] RIMNER A，YAO X，HUANG J，et al. Postoperative Radiation Therapy Is Associated with Longer Overall Survival in Completely Resected Stage II and III Thymoma-An Analysis of the International Thymic Malignancies Interest Group Retrospective Database [J]. **J Thorac Oncol**，2016，11（10）：

1785-92.

[36] OMASA M，DATE H，SOZU T，et al. Postoperative radiotherapy is effective for thymic carcinoma but not for thymoma in stage II and III thymic epithelial tumors: the Japanese Association for Research on the Thymus Database Study [J]. **Cancer，2015**，121（7）：1008-16.

[37] LIU H，GU Z T，QIU B，et al. A Recurrence Predictive Model for Thymic Tumors and Its Implication for Postoperative Management: a Chinese Alliance for Research in Thymomas Database Study [J]. **Journal of Thoracic Oncology，2019**，15（3）.

[38] 马可，韩泳涛，陈克能，等. 化疗在胸腺肿瘤治疗中的临床价值：中国胸腺肿瘤研究协作组回顾性研究 [J]. 中华胸部外科电子杂志，**2015**，2（01）：13-9.

[39] GAO L，WANG C，LIU M，et al. Adjuvant chemotherapy improves survival outcomes after complete resection of thymic squamous cell carcinoma: a retrospective study of 116 patients [J]. **Interact Cardiovasc Thorac Surg，2021**，33（4）：550-6.

[40] KORST R J，KANSLER A L，CHRISTOS P J，et al. Adjuvant radiotherapy for thymic epithelial tumors: a systematic review and meta-analysis [J]. **Ann Thorac Surg，2009**，87（5）：1641-7.

[41] OKEREKE I C，KESLER K A，FREEMAN R K，et al. Thymic carcinoma: outcomes after surgical resection [J]. **Ann Thorac Surg，2012**，93（5）：1668-72；discussion 72-3.

[42] PARK S，PARK I K，KIM Y T，et al. Comparison of Neoadjuvant Chemotherapy Followed by Surgery to Upfront Surgery for Thymic Malignancy [J]. **Ann Thorac Surg，2019**，107（2）：355-62.

[43] RUFFINI E，GUERRERA F，BRUNELLI A，et al. Report

from the European Society of Thoracic Surgeons prospective thymic database 2017: a powerful resource for a collaborative global effort to manage thymic tumours [J]. **Eur J Cardiothorac Surg**, 2019, 55 (4): 601-9.

[44] KANZAKI R, KANOU T, OSE N, et al. Long-term outcomes of advanced thymoma in patients undergoing preoperative chemotherapy or chemoradiotherapy followed by surgery: a 20-year experience [J]. **Interact Cardiovasc Thorac Surg**, 2019, 28 (3): 360-7.

[45] RIELY G J, HUANG J. Induction therapy for locally advanced thymoma [J]. **J Thorac Oncol**, 2010, 5 (10 Suppl 4): S323-6.

[46] WRIGHT C D, CHOI N C, WAIN J C, et al. Induction chemoradiotherapy followed by resection for locally advanced Masaoka stage III and IVA thymic tumors [J]. **Ann Thorac Surg**, 2008, 85 (2): 385-9.

[47] KIM E S, PUTNAM J B, KOMAKI R, et al. Phase II study of a multidisciplinary approach with induction chemotherapy, followed by surgical resection, radiation therapy, and consolidation chemotherapy for unresectable malignant thymomas: final report [J]. **Lung Cancer**, 2004, 44 (3): 369-79.

[48] KUNITOH H, TAMURA T, SHIBATA T, et al. A phase II trial of dose-dense chemotherapy, followed by surgical resection and/or thoracic radiotherapy, in locally advanced thymoma: report of a Japan Clinical Oncology Group trial (JCOG 9606) [J]. **Br J Cancer**, 2010, 103 (1): 6-11.

[49] KORST R J, BEZJAK A, BLACKMON S, et al. Neoadjuvant chemoradiotherapy for locally advanced thymic tumors: a phase II, multi-institutional clinical trial [J]. **J Thorac Cardiovasc Surg** 2014, 147 (1): 36-44.

[50] KONDO K. Optimal therapy for thymoma [J]. **J Med Invest**,

2008, 55 (1-2): 17-28.

[51] OKUMA Y, SAITO M, HOSOMI Y, et al. Key components of chemotherapy for thymic malignancies: a systematic review and pooled analysis for anthracycline-, carboplatin- or cisplatin-based chemotherapy [J]. **J Cancer Res Clin Oncol 2015**, 141 (2): 323-31.

[52] RAJAN A, GIACCONE G. Chemotherapy for thymic tumors: induction, consolidation, palliation [J]. **Thorac Surg Clin**, **2011**, 21 (1): 107-14.

[53] SCHMITT J, LOEHRER P J, SR. The role of chemotherapy in advanced thymoma [J]. **J Thorac Oncol**, **2010**, 5 (10 Suppl 4): S357-60.

[54] MERVEILLEUX DU VIGNAUX C, DANSIN E, MHANNA L, et al. Systemic Therapy in Advanced Thymic Epithelial Tumors: Insights from the RYTHMIC Prospective Cohort [J]. **J Thorac Oncol**, **2018**, 13 (11): 1762-70.

[55] GIRARD N, LAL R, WAKELEE H, et al. Chemotherapy definitions and policies for thymic malignancies [J]. **J Thorac Oncol**, **2011**, 6 (7 Suppl 3): S1749-55.

[56] GIRARD N. Chemotherapy and targeted agents for thymic malignancies [J]. **Expert Rev Anticancer Ther**, **2012**, 12 (5): 685-95.

[57] PALMIERI G, BUONERBA C, OTTAVIANO M, et al. Capecitabine plus gemcitabine in thymic epithelial tumors: final analysis of a Phase II trial [J]. **Future Oncol**, **2014**, 10 (14): 2141-7.

[58] BLUTHGEN M V, BOUTROS C, FAYARD F, et al. Activity and safety of oral etoposide in pretreated patients with metastatic or recurrent thymic epithelial tumors (TET): A single-institution experience [J]. **Lung Cancer**, **2016**, 99: 111-6.

[59] ZUCALI P A, DE PAS T, PALMIERI G, et al. Phase II

Study of Everolimus in Patients With Thymoma and Thymic Carcinoma Previously Treated With Cisplatin-Based Chemotherapy [J]. **J Clin Oncol 2018**, 36（4）: 342-9.

[60] THOMAS A, RAJAN A, BERMAN A, et al. Sunitinib in patients with chemotherapy-refractory thymoma and thymic carcinoma: an open-label phase 2 trial [J]. **Lancet Oncol**, 2015, 16（2）: 177-86.

[61] LIANG Y, PADDA S K, RIESS J W, et al. Pemetrexed in patients with thymic malignancies previously treated with chemotherapy [J]. **Lung Cancer**, 2015, 87（1）: 34-8.

[62] LONGO F, DF FILIPPIS L, ZIVI A, et al. Efficacy and tolerability of long-acting octreotide in the treatment of thymic tumors: results of a pilot trial [J]. **Am J Clin Oncol**, 2012, 35（2）: 105-9.

[63] LOEHRER P J, SR., WANG W, JOHNSON D H, et al. Octreotide alone or with prednisone in patients with advanced thymoma and thymic carcinoma: an Eastern Cooperative Oncology Group Phase II Trial [J]. **J Clin Oncol 2004**, 22（2）: 293-9.

[64] PALMIERI G, MEROLA G, FEDERICO P, et al. Preliminary results of phase II study of capecitabine and gemcitabine（CAP-GEM）in patients with metastatic pretreated thymic epithelial tumors（TETs）[J]. **Ann Oncol**, 2010, 21（6）: 1168-72.

[65] HIGHLEY M S, UNDERHILL C R, PARNIS F X, et al. Treatment of invasive thymoma with single -agent ifosfamide [J]. **J Clin Oncol 1999**, 17（9）: 2737-44.

[66] GBOLAHAN O B, PORTER R F, SALTER J T, et al. A Phase II Study of Pemetrexed in Patients with Recurrent Thymoma and Thymic Carcinoma [J]. **J Thorac Oncol**, 2018, 13（12）: 1940-8.

[67] CHO J, KIM H S, KU B M, et al. Pembrolizumab for Patients With Refractory or Relapsed Thymic Epithelial Tumor: An Open-Label Phase II Trial [J]. **J Clin Oncol 2019**, 37（24）: 2162-70.

[68] STROBEL P, HOHENBERGER P, MARX A. Thymoma and thymic carcinoma: molecular pathology and targeted therapy [J]. **J Thorac Oncol**, 2010, 5（10 Suppl 4）: S286-90.

[69] DAI J, SONG N, YANG Y, et al. Is it valuable and safe to perform reoperation for recurrent thymoma? [J]. **Interact Cardiovasc Thorac Surg**, 2015, 21（4）: 526-31.

[70] LEMMA G L, LEE J W, AISNER S C, et al. Phase II study of carboplatin and paclitaxel in advanced thymoma and thymic carcinoma [J]. **J Clin Oncol 2011**, 29（15）: 2060-5.

[71] HIRAI F, YAMANAKA T, TAGUCHI K, et al. A multicenter phase II study of carboplatin and paclitaxel for advanced thymic carcinoma: WJOG4207L [J]. **Ann Oncol**, 2015, 26（2）: 363-8.

[72] FURUGEN M, SEKINE I, TSUTA K, et al. Combination chemotherapy with carboplatin and paclitaxel for advanced thymic cancer [J]. **Jpn J Clin Oncol**, 2011, 41（8）: 1013-6.

[73] MARUYAMA R, SUEMITSU R, OKAMOTO T, et al. Persistent and aggressive treatment for thymic carcinoma. Results of a single-institute experience with 25 patients [J]. **Oncology**, 2006, 70（5）: 325-9.

[74] WEIDE L G, ULBRIGHT T M, LOEHRER P J, SR., et al. Thymic carcinoma. A distinct clinical entity responsive to chemotherapy [J]. **Cancer**, 1993, 71（4）: 1219-23.

[75] LUCCHI M, MUSSI A, AMBROGI M, et al. Thymic carcinoma: a report of 13 cases [J]. **Eur J Surg Oncol**, 2001, 27（7）: 636-40.

[76] YOH K, GOTO K, ISHII G, et al. Weekly chemotherapy

with cisplatin, vincristine, doxorubicin, and etoposide is an effective treatment for advanced thymic carcinoma [J]. **Cancer,** **2003**, 98（5）: 926-31.

[77] IGAWA S, MURAKAMI H, TAKAHASHI T, et al. Efficacy of chemotherapy with carboplatin and paclitaxel for unresect-able thymic carcinoma [J]. **Lung Cancer, 2010**, 67（2）: 194-7.

[78] KOIZUMI T, TAKABAYASHI Y, YAMAGISHI S, et al. Chemotherapy for advanced thymic carcinoma: clinical response to cisplatin, doxorubicin, vincristine, and cyclophos-phamide（ADOC chemotherapy）[J]. **Am J Clin Oncol,** **2002**, 25（3）: 266-8.

[79] KANDA S, KOIZUMI T, KOMATSU Y, et al. Second-line chemotherapy of platinum compound plus CPT-11 following ADOC chemotherapy in advanced thymic carcinoma: analysis of seven cases [J]. **Anticancer Res, 2007**, 27（4C）: 3005-8.

[80] KOMATSU Y, KOIZUMI T, TANABE T, et al. Salvage che-motherapy with carboplatin and paclitaxel for cisplatin-resis-tant thymic carcinoma--three cases [J]. **Anticancer Res,** **2006**, 26（6C）: 4851-5.

[81] KELLY R J, PETRINI I, RAJAN A, et al. Thymic malignan-cies: from clinical management to targeted therapies [J]. **J** **Clin Oncol 2011**, 29（36）: 4820-7.

[82] REMON J, GIRARD N, MAZIERES J, et al. Sunitinib in pa-tients with advanced thymic malignancies: Cohort from the French RYTHMIC network [J]. **Lung Cancer, 2016**, 97: 99-104.

[83] PALMIERI G, MARINO M, BUONERBA C, et al. Imatinib mesylate in thymic epithelial malignancies [J]. **Cancer Che-mother Pharmacol, 2012**, 69（2）: 309-15.

胸腺肿瘤

参考文献

053

[84] STROBEL P, BARGOU R, WOLFF A, et al. Sunitinib in metastatic thymic carcinomas: laboratory findings and initial clinical experience [J]. **Br J Cancer, 2010**, 103 (2): 196-200.

[85] BISAGNI G, ROSSI G, CAVAZZA A, et al. Longlasting response to the multikinase inhibitor bay 43-9006 (Sorafenib) in a heavily pretreated metastatic thymic carcinoma [J]. **J Thorac Oncol, 2009**, 4 (6): 773-5.

[86] STROBEL P, HARTMANN M, JAKOB A, et al. Thymic carcinoma with overexpression of mutated KIT and the response to imatinib [J]. **N Engl J Med, 2004**, 350 (25): 2625-6.

[87] GIRARD N. Targeted therapies for thymic malignancies [J]. **Thorac Surg Clin, 2011**, 21 (1): 115-23.

[88] OKUMA Y, SHIMOKAWA T, TAKAGI Y, et al. S-1 is an active anticancer agent for advanced thymic carcinoma [J]. **Lung Cancer, 2010**, 70 (3): 357-63.

[89] WANG C L, GAO L T, LU C X. S-1 salvage chemotherapy for stage IV thymic carcinoma: a study of 44 cases [J]. **J Thorac Dis, 2019**, 11 (7): 2816-21.

[90] GIACCONE G, KIM C, THOMPSON J, et al. Pembrolizumab in patients with thymic carcinoma: a single-arm, single-centre, phase 2 study [J]. **Lancet Oncol, 2018**, 19 (3): 347-55.

[91] KOS-KUDLA B. Treatment of neuroendocrine tumors: new recommendations based on the CLARINET study [J]. **Contemp Oncol (Pozn), 2015**, 19 (5): 345-9.

[92] GAJATE P, MARTÍNEZ-SÁEZ O, ALONSO-GORDOA T, et al. Emerging use of everolimus in the treatment of neuroendocrine tumors [J]. **Cancer Manag Res 2017**, 9: 215-24.

[93] GRANDE E, CAPDEVILA J, CASTELLANO D, et al. Pazopanib in pretreated advanced neuroendocrine tumors: a phase

II，open-label trial of the Spanish Task Force Group for Neuroendocrine Tumors（GETNE）[J]. **Ann Oncol**，2015，26（9）：1987-93.

[94] 曹晖，陈亚进，顾小萍，等. 中国加速康复外科临床实践指南（2021版）[J]. 中国实用外科杂志，**2021**，41（09）：961-92.

[95] BATCHELOR T J P，RASBURN N J，ABDELNOUR-BERCHTOLD E，et al. Guidelines for enhanced recovery after lung surgery：recommendations of the Enhanced Recovery After Surgery（ERAS（R））Society and the European Society of Thoracic Surgeons（ESTS）[J]. **Eur J Cardiothorac Surg**，**2019**，55（1）：91-115.

[96] HU Y，MA Y，WANG J，et al. Early enteral infusion of traditional Chinese medicine preparation can effectively promote the recovery of gastrointestinal function after esophageal cancer surgery [J]. **J Thorac Dis**，2011，3（4）：249-54.

[97] WANG X，YAN X，ZHAO N，et al. Status of application of traditional Chinese medicine in treating myasthenia gravis based on literature [J]. **Advances in Integrative Medicine 2019, 6**.

[98] BARTON D L，LIU H，DAKHIL S R，et al. Wisconsin Ginseng（Panax quinquefolius）to improve cancer-related fatigue：a randomized，double-blind trial，N07C2 [J]. **J Natl Cancer Inst**，2013，105（16）：1230-8.

[99] EZZO J，VICKERS A，RICHARDSON M A，et al. Acupuncture-point stimulation for chemotherapy-induced nausea and vomiting [J]. **J Clin Oncol 2005**，23（28）：7188-98.

[100] ENGELS E A. Epidemiology of thymoma and associated malignancies [J]. **J Thorac Oncol**，2010，5（10 Suppl 4）：S260-5.

[101] KUMAR V，GARG M，GOYAL A，et al. Changing pattern

of secondary cancers among patients with malignant thymoma in the USA [J]. **Future Oncol, 2018**, 14 (19): 1943-51.

[102] PAN C C, CHEN P C, WANG L S, et al. Thymoma is associated with an increased risk of second malignancy [J]. **Cancer, 2001**, 92 (9): 2406-11.